Fabio Kamamoto
Orlando Ferrari

Curativo a vácuo

Fabio Kamamoto
Orlando Ferrari

Curativo a vácuo

Método USP de Tratamento de Feridas

Novas Edições Acadêmicas

Imprint
Any brand names and product names mentioned in this book are subject to trademark, brand or patent protection and are trademarks or registered trademarks of their respective holders. The use of brand names, product names, common names, trade names, product descriptions etc. even without a particular marking in this work is in no way to be construed to mean that such names may be regarded as unrestricted in respect of trademark and brand protection legislation and could thus be used by anyone.

Cover image: www.ingimage.com

Publisher:
Novas Edições Acadêmicas
is a trademark of
International Book Market Service Ltd., member of OmniScriptum Publishing Group
17 Meldrum Street, Beau Bassin 71504, Mauritius

Printed at: see last page
ISBN: 978-3-330-99648-9

Zugl. / Aprovado/a pela/pelo: Sao Paulo, Universidade de São Paulo, Tese de Doutorado, 2017

TERAPIA POR PRESSÃO NEGATIVA EM FERIDAS TRAUMÁTICAS: REVISÃO DA LITERATURA E O MÉTODO USP

FABIO KAMAMOTO
ORLANDO FERRARI NETO

São Paulo
2017

ANVISA	Agência Nacional de Vigilância Sanitária
EUA	Estados Unidos da América
FDA	*Food and Drug Administration*
IBGE	Instituto Brasileiro de Geografia e Estatística
KCI	*Kinetic Concepts, Inc*
NIH	*National Institute of Health* – Ministério da Saúde dos EUA
PIB	Produto Interno Bruto
TPN	Terapia por Pressão Negativa
US$	Dólares Americanos
VAC System	*Vacuum Assisted Closure* – patenteada pela empresa KCI

LISTA DE GRÁFICOS

RESUMO:

A terapia de tratamento de feridas por pressão negativa (TPN) não é nova. Ela foi aprovada nos Estados Unidos da América em 1996 e, desde então, tem sido amplamente utilizada em uma grande variedade de ferimentos. Ela tem aplicação no tratamento de feridas agudas e crônicas, e trouxe eficácia e conforto para pacientes, cuidadores e profissionais da área da Saúde. Uma das indicações desta terapia é no tratamento de feridas decorrentes de trauma. Ela pode ser utilizada como uma "ponte" entre o surgimento da lesão inicial e a cirurgia de fechamento definitivo da ferida, naqueles casos em que o fechamento primário não é possível.

Apesar de ser um método simples e de fácil aplicação, o grande obstáculo para democratização desse procedimento é o custo. Ele se mantém alto, principalmente nos pacientes que necessitam de um uso prolongado do tratamento. Na tentativa de contornar esse problema, o Hospital Universitário da USP desenvolveu em 2007 uma TPN de baixo custo baseada em uma válvula estabilizadora de pressão (Curavac VX 200[®], *Ventrix Health Innovation*, Brasil) conectada à fonte de vácuo da parede do hospital e a uma cobertura de ferida com gaze estéril selada por filme plástico adesivo (vídeo ilustrativo em: https://www.youtube.com/watch?v=0AuOtwvvLdY).

A partir da descrição do procedimento, um grande número de profissionais da saúde passaram a implantá-lo em seus serviços de saúde. Entretanto uma dúvida era frequente: como este método se comportava quando comparado ao modo tradicional de aplicação de terapia a vácuo? Com o objetivo de responder esta pergunta, foi realizado no Hospital das Clínicas da Faculdade de Medicina da USP de São Paulo um estudo entre os anos de 2012 a 2017. Neste protocolo, foi comparada a terapia de baixo custo desenvolvida na Universidade de São Paulo (grupo USP) com a terapia a vácuo mais tradicional no Mercado (VAC system[®], KCI, San Antonio – Texas) – Grupo VAC.

Foi utilizado em um desenho prospectivo, randomizado, no formato de não inferioridade. Ou seja, o objetivo primário era verificar se o tempo necessário para a ferida estar apta para cirurgia de fechamento definitivo era equivalente nos dois métodos propostos. Foram estudadas, também, a velocidade de crescimento do tecido de granulação e as mudanças na área da ferida, além do custo de cada tratamento.

A historia desta terapia, o seu desenvolvimento dentro da Universidade de São Paulo e os resultados desta pesquisa, deram origem a este livro.

1 INTRODUÇÃO

1   INTRODUÇÃO

Todos os seres humanos sofrerão algum tipo de ferimento ao longo da sua vida. Apesar da ferida ser, provavelmente, a doença mais antiga que a humanidade conhece, ela, até hoje, constitui um desafio para a Medicina.

Na maioria dos casos, os ferimentos são de pequeno porte e, provavelmente, vão se curar rapidamente sem a necessidade de recursos especiais. Entretanto, uma parte dessas lesões tornar-se-á de difícil resolução espontânea, transformando-se em uma ferida complexa.

Não existe uma definição clara sobre a ferida complexa nem um critério específico que a distinga de uma ferida simples[1], mas um ou mais dos seguintes critérios devem estar presentes:

1- Perda extensa de tecido, seja em uma lesão aguda seja, crônica. Feridas crônicas são aquelas que não apresentaram cura após 3 meses de seu surgimento[2];

2- Infecção. Pode ocorrer como uma complicação de uma ferida crônica ou ser ela em si a causa primária de uma grande perda tecidual, como a que ocorre na Síndrome de Fournier;

3- Comprometimento da viabilidade de tecidos superficiais devido à lesão vascular daquele território. Normalmente, ocorre em membros e pode levar a uma perda extensa de tecidos ou a sua amputação;

4- Associação com doenças sistêmicas que impedem a cicatrização normal com cuidados simples e necessitam de recursos especiais. As úlceras de membros inferiores de pacientes diabéticos é um exemplo típico.

Feridas complexas são um problema dispendioso, pois levam a amputações, à depressão, ao aumento da taxa de infecções e do tempo de hospitalização, e, consequentemente, a uma maior taxa de mortalidade[3,4].

No Brasil, não há dados específicos sobre tais lesões, mas estima-se que a população acometida seja grande. Nos Estados Unidos da América, cerca de 2% da população (5 a 7 milhões de pessoas) desenvolvem, anualmente, feridas complexas[5].

Os pacientes acometidos por esse tipo de enfermidade, frequentemente, necessitam de recursos especiais. Este problema se torna cada vez mais um desafio para os profissionais e gestores da área da Saúde.

Anualmente, bilhões de reais são gastos para financiar esses tratamentos. No Reino Unido, o custo estimado do tratamento de feridas, em 2005-2006, variou entre £15 e 18 milhões de libras (ou seja, entre £2,5 a 3,1 milhões a cada 100.000 habitantes)[6]. Se os dados ingleses fossem extrapolados para a realidade brasileira, deveriam ser gastos cerca de 17,5 trilhões de reais para tratar a população do país, ou seja, 7,7 vezes o PIB brasileiro de 2012[7].

Além do alto custo, um outro agravante é que a incidência de feridas complexas no mundo tende a ser cada vez maior. O desenvolvimento da sociedade elevou a expectativa de vida e os índices de obesidade. Consequentemente, a população mundial está mais sujeita a doenças sistêmicas que levarão a uma pior capacidade de cicatrização; a incidência de diabetes melittus, na Europa, é de 20,2 milhões de pessoas, um número que tende a aumentar em 37% nas próximas duas décadas[8]. No Brasil, a prevalência de pacientes com diabetes é de 7,6% da população (faixa etária de 30 a 69 anos). Estes dados constam no Censo de 1989, o único oficial do País, realizado pelo Ministério da Saúde em conjunto com a Sociedade Brasileira de Diabetes, em nove capitais. O coeficiente de diabetes associado à hipertensão arterial elevou-se de 1,7%, em 1998, para 2,8%, em 2008, da população brasileira (cerca de 5,3 milhões de pessoas)[9].

Além do aumento das taxas de doenças crônicas, a vida moderna deixou a população mais sujeita a feridas agudas decorrentes de traumas de alta energia. Os acidentes de trânsito e a violência nas grandes cidades do mundo é crescente. O trauma já é a quinta causa de morte nos Estados Unidos da América quando se consideram todas as idades[10].

O cenário brasileiro não é diferente: de acordo com o Instituto Brasileiro de Geografia e Estatística (IBGE), o crescimento econômico recente levou ao aumento do número de proprietários de carros e motos nas grandes cidades. Segundo o Ministério da Saúde Brasileiro (DATASUS), o número de mortos em acidentes de trânsito aumentou cerca de 50% se comparados os anos de 2003 e 2014 (de 30.000 para 44.000 Óbitos) – (Gráfico 1). Além disso, os dados estatísticos brasileiros mostram que a incidência de ferimentos graves causados por acidentes de trânsito aumentou de 120.000, em 2002, para 180.000, em 2012[11], sendo estes a principal causa de fraturas expostas atualmente[12].

Gráfico 1 - Mortos em acidentes de trânsito no Brasil

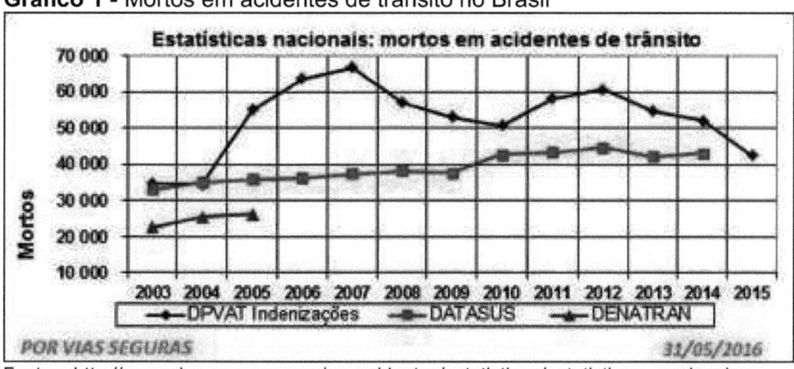

Fonte: <http://www.vias-seguras.com/os_acidentes/estatisticas/estatisticas _nacionais>.

Com os avanços da Medicina no atendimento de urgência e o estabelecimento de centros avançados de atendimento ao trauma, muitas vítimas de traumas de alta energia têm sobrevivido, tornando vital a compreensão e o aumento da capacidade de lidar com ferimentos complexos, com grande contaminação e perda de tecidos moles.

O potencial de impacto econômico e social dessa situação tem estimulado o investimento em curativos com novas tecnologias. Dentre elas, destacam-se as pesquisas na área de Terapia de Pressão Negativa (TPN). Esta nova modalidade de tratamento visa à maior eficiência do tratamento, à diminuição da dor e do tempo de tratamento, e a criar alternativas com melhor custo-efetividade.

A terapia por pressão negativa foi liberada em 1997 pelo *Food an Drug Administration* (FDA) nos Estados Unidos e, desde então, vem sendo comercializada pela empresa *Kinetic Concepts Inc.* (KCI), sediada em San Antonio – Texas.

Apesar da grande eficácia dessa terapia, ela ainda apresenta custos elevados e o fato dele não estar disponível no Sistema Único de Saúde fez com que um pequeno número de pacientes no Brasil tenha acesso a esse tratamento.

Com o objetivo de disponibilizar a terapia a vácuo a um custo menor, foi introduzido, em 2007, no Hospital Universitário da USP, um curativo que se baseia nos mesmos princípios da pressão negativa, porém, utiliza como fonte de vácuo o circuito de aspiração da rede hospitalar, estabilizada a partir de uma válvula reguladora de pressão. Como cobertura, foram utilizadas gazes de algodão estéreis vedadas da atmosfera por um curativo tipo filme plástico adesivo.

Este método baseado em tecnologia nacional foi patenteado por Kamamoto e Moraes pela Agência de Inovação da USP em 2008, e permitiu que o tratamento fosse realizado com uma redução de, aproximadamente, 90% do custo em relação ao curativo V.A.C.® tradicional.

O uso desta nova modalidade em 27 pacientes portadores de feridas complexas internados no Hospital Universitário da USP, entre junho de 2008 e março de 2009, foi apresentada no Congresso Brasileiro de Cirurgia Plástica em novembro de 2010[29], com resolução das feridas de todos os pacientes.

Em 2011, foi aprovado pelo Comitê de Ética em Pesquisa do Hospital das Clínicas da Universidade de São Paulo (HC-FMUSP) um estudo comparativo entre o método USP de terapia por pressão negativa e o sistema V.A.C.® no tratamento de feridas traumáticas que vem sendo realizado, desde 2012, no Instituto de Ortopedia e Traumatologia do HC FMUSP sob o registro 0371/11 e registrado na Plataforma Brasil sob o número CAAE: 44536315.2.0000.0068.

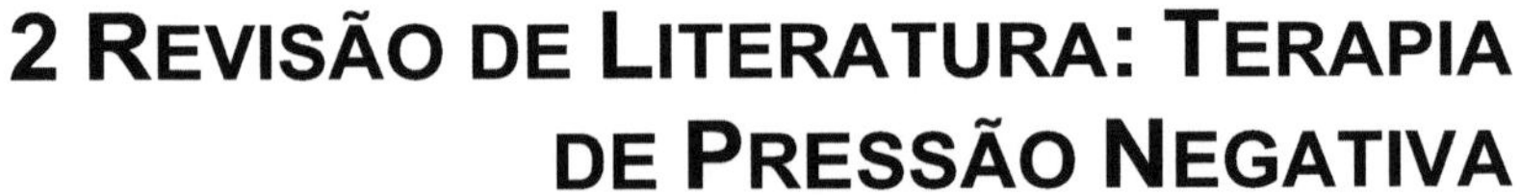

2 REVISÃO DE LITERATURA: TERAPIA DE PRESSÃO NEGATIVA

2 REVISÃO DE LITERATURA: TERAPIA DE PRESSÃO NEGATIVA

2.1 Conceito e mecanismos de ação

A terapia por pressão negativa, também conhecida na literatura como terapia a vácuo, se baseia na aplicação de uma cobertura porosa sobre a ferida e o selamento desta em relação à atmosfera por meio de um curativo adesivo impermeável. Essa cobertura é, então, conectada a uma fonte de vácuo que promove a redução da pressão atmosférica no interior da ferida a níveis terapêuticos que variam entre 90 a 120 mmHg negativos.

A terapia por pressão negativa foi descrita, pela primeira vez, em 1966 pelo ortopedista russo Mirazimov[13]. Ele estudou os efeitos biológicos que a alteração da pressão atmosférica provoca sobre a ferida e descreveu o tratamento de uma ferida no pé de um paciente por meio de um enxerto de pele após o uso de terapia a vácuo.

Entretanto, foram os estudos de Argenta e Morykwas[14], a partir de 1997, que disseminaram esse tratamento. Eles publicaram a primeira série clínica de 300 feridas complexas submetidas à aplicação tópica de pressão sub-atmosférica, além de vários estudos clínicos e experimentais na literatura médica, reforçando a importância deste método.

Os mecanismos de ação da TPN descritos são: o controle do exsudato, redução do edema intersticial perilesional, aumento do fluxo sanguíneo, estímulo à formação de tecido de granulação e contração da ferida[26].

Controle do exudato: há quase meio século, foi demonstrado que a manutenção de um meio úmido favorece a cicatrização das feridas[15]. No entanto, feridas extensas e infectadas podem produzir uma grande quantidade de exsudato, saturando, rapidamente, curativos oclusivos tradicionais. Por tratar-se de um sistema fechado, submetido à aspiração contínua, a TPN promove a retirada desse excesso de exsudato e mantém o meio úmido favorável ao processo normal de cicatrização, com necessidade de troca menos frequente da que ocorre com curativos tradicionais[16].

Redução do Edema: o edema e a congestão vascular perilesional estão, frequentemente, associados à presença de feridas complexas. A pressão sub-atmosférica exercida sobre o leito da ferida transmite-se aos tecidos adjacentes, extraindo, deste modo, o excesso de fluidos no espaço intersticial, consequentemente, promovendo melhora da oferta de nutrientes aos tecidos.

Aumento do fluxo sanguíneo: estudos mostraram que há relação entre a pressão exercida sobre a ferida e o aumento local do fluxo sanguíneo. Aplicando uma pressão contínua de -125mmHg, Morykwas *et al.*[17] observaram um fluxo aumentado em 4 vezes na região em modelo experimental. Quando essa pressão era aplicada de maneira intermitente (5 minutos de aspiração e 2 minutos de intervalo com a máquina desligada), o aumento de perfusão era 5 vezes maior que a situação basal.

Formação de tecido de granulação: além da melhora do microambiente da ferida, a terapia por pressão negativa também estimula a proliferação celular. Ela provoca microdeformações no citoesqueleto das células na borda da ferida, a partir da ação do vácuo, por meio dos poros da espuma ou da gaze estéril. Essa tração sobre as células endoteliais é traduzida pelo núcleo como um estímulo para a produção de fatores de crescimento[18] (fator de crescimento de endotélio e fator de crescimento de fibroblastos). Estudos experimentais conduzidos por Morykwas *et al.* observaram um aumento entre 80 a 100% da formação de tecido de granulação no leito submetido à aplicação de TPN tópica[17,18].

Contração da Ferida: a pressão centrípeta aplicada às bordas da lesão de maneira contínua mostrou-se favorável à maior contração da ferida, com diminuição da área da lesão e menor necessidade de uso de retalhos[16,19].

2.2 Aplicação clínica

A terapia por pressão negativa aparece como uma importante ferramenta auxiliar no tratamento de feridas traumáticas no contexto civil e militar.

Em 2006, Leininger *et al.* publicaram uma série de casos tratando 88 ferimentos de partes moles extensos e infectados. Os 77 pacientes eram soldados americanos da guerra do Iraque e foram submetidos a desbridamentos cirúrgicos seriados com aplicação de TPN. Entre os procedimentos, não ocorreu nenhum caso de infecção ou complicação local na ferida e todos tiveram seus ferimentos fechados primariamente[20].

No contexto civil, DeFranzo *et al.*, em uma série de 75 pacientes com feridas traumáticas de membros inferiores com exposição óssea tratados com TPN, observaram redução importante do edema local e diminuição da área da lesão, com formação acelerada de tecido de granulação, que recobriu o osso e o material de fixação. Setenta e uma das 75 lesões puderam ser fechadas com sucesso por meio de enxertos de pele ou retalhos locais[21]. Stannard *et al.* publicaram, em 2009, um estudo prospectivo randomizado comparando o uso de TPN entre as sessões de desbridamento em 35 pacientes com fraturas expostas por traumas de alta energia com 23 pacientes submetidos a curativos oclusivos e observaram uma redução estatisticamente significativa no risco do desenvolvimento de infecção na ferida[22].

2.3 Custo do tratamento e motivação para a busca de novas formas de terapia a vácuo:

A relação custo-efetividade da terapia a vácuo foi avaliada por diferentes estudos nos EUA[23,24,25] e na Holanda[22].

Nord *et al.*[26] descreveram a TPN como uma das terapias que apresentaram uma das melhores relações de custo-efetividade para o tratamento de feridas. Enquanto Trueman *et al.*[27] afirmaram que, apesar do preço elevado do material, os custos são amenizados pela diminuição do tempo de internação e pela redução de custos com enfermagem.

Braakenburg A *et al.*[22] demostraram, em 2006, que a terapia por pressão negativa apresenta uma relação custo-efetividade equivalente a outros curativos modernos, como, por exemplo, o alginato de cálcio. O tratamento a vácuo apresentou nesse estudo um custo de material maior que o alginato, porém, esse valor foi compensado ao economizar, em média, 3 horas de enfermagem por tratamento.

Entretanto, o custo total do tratamento permanece elevado devido ao preço dos insumos e à gravidade dos pacientes. Em 2010, Kolios *et al.*, ao acompanhar os custos do tratamento de feridas traumáticas na Alemanha, descreveram um custo de US$ 25.819,73 por paciente e um déficit de US$ 3.148,23 por tratamento frente ao repasse do sistema público e privado para cada caso. Os gastos com curativos de TPN representaram 12,65% desses gastos, ou seja, US$ 3.266,39 por paciente.

Não existem dados precisos sobre o déficit brasileiro para essa mesma realidade, mas, pode-se concluir que, muito provavelmente, ele é mais grave que a realidade alemã. Isso se deve a dois fatores: o sistema brasileiro de repasse para saúde dispõe de menos recursos que o sistema alemão e os custos dos insumos de TPN no Brasil são mais elevados que na Europa ou nos EUA.

A escassez de recursos na área de Saúde brasileira e o crescente número de feridas complexas em nossa sociedade motivaram o desenvolvimento de novos métodos para a aplicação da terapia a vácuo, que apresentem menor custo, tal como o descrito em 2007 na Universidade de São Paulo [29] e pelo *Johns Hopkins Medical Institute* em 2012[30].

3 OBJETIVOS

3   OBJETIVOS

Este livro tem como objetivo revisar a literatura pertinente e apresentar o Método USP e a pesquisa executada com o novo dispositivo patenteado, a qual o comparou com o sistema V.A.C.® no tratamento de feridas traumáticas.

Para tanto, foi adotado um modelo de estudo de não inferioridade, ao verificar se o curativo de pressão negativa USP é um tratamento com eficácia similar (*non inferiority study*) à terapia V.A.C.® da *Kinetic Concepts Inc.* (KCI™), no tratamento destas feridas agudas.

3.1   Objetivo primário

Foi utilizado como o desfecho primário (evento) o tempo que os pacientes necessitaram para "cura da ferida". Esse tempo foi medido em DIAS.

3.2   Objetivos secundários

Também foram analisadas as mudanças no tamanho da ferida, a formação de tecido de granulação e os custos diretos associados aos curativos.

4 Método

4   MÉTODO

Foi realizado um ensaio clínico prospectivo, randomizado com desenho de não inferioridade e aprovado pelo comitê de ética em pesquisa do Hospital das Clínicas da Faculdade de Medicina da USP sob o número 0371/11, do aluno Fabio Kamamoto – um dos autores da patente do método USP de terapia por pressão negativa.

4.1   Participantes

4.1.1 Casuística e Ética

Foram incluídos pacientes vítimas de trauma de alta energia, atendidos no pronto-socorro do Instituto de Ortopedia do HC-FMUSP com fraturas expostas de membros superiores ou inferiores com perda de tecidos moles suficiente para inviabilizar o fechamento primário das lesões no atendimento inicial. Todos os pacientes foram orientados sobre o tratamento proposto e os objetivos do estudo. O termo de consentimento livre e esclarecido foi assinado por todos os pacientes, e estes poderiam deixar o projeto quando desejassem.

4.1.2 Critérios de inclusão

- Pacientes vítimas de trauma de alta energia;
- Perda de tecidos moles suficiente para inviabilizar o fechamento primário das lesões no atendimento inicial.

4.1.3 Critérios de exclusão

- *Diabetes melitus**;
- Desnutrição*;
- Arteropatias oclusivas;
- Uso crônico de corticoesteroides*;
- Sangramento ativo não controlável**;
- Coagulopatias**;
- Doença psiquiátrica.

*o diabetes, assim como a desnutrição e uso de corticoesteroides, podem comprometer o processo normal de cicatrização. A exclusão de pacientes portadores desta condição tem como propósito evitar um possível fator de confusão para a comparação dos métodos;

**sangramento ativo não controlável e coagulopatia são contraindicações absolutas ao uso da terapia por pressão negativa devido ao risco de hemorragia.

4.2 Intervenções

Os pacientes foram distribuídos em 2 grupos:
- Grupo A – Curativo V.A.C®: Os pacientes foram submetidos à aplicação do curativo tradicional, constituído de esponja de poliuretano e filme adesivo transparente, conectado a uma bomba elétrica geradora de vácuo por meio de uma mangueira de plástico. A bomba foi regulada à pressão de 125mmHg negativa, em regime contínuo de aplicação. Todos os componentes do curativo, incluindo a bomba geradora de vácuo, são vendidos pela empresa KCI™.

- Grupo B - Curativo de pressão negativa USP: Os pacientes foram submetidos a trocas sucessivas de curativo de pressão negativa USP. Este curativo consiste na aplicação sobre o leito da ferida de múltiplas camadas de uma compressa de gaze de algodão estéril, recoberta por filme plástico adesivo (Opsite, 3M, St Paul, MN). Esse sistema foi conectado por meio de uma sonda nasogátrica de polivinil 16Fr à válvula reguladora de pressão patenteada pela agência de inovação da USP (IRV 2000/Ventrix), ajustada a uma pressão subatmosférica contínua de 120mmHg negativa. A válvula reguladora foi fornecida pela Ventrix™, empresa detentora dos direitos de produção do curativo USP. Os outros componentes do curativo são componentes de uso regular em serviços de saúde.

4.3 Seguimento dos pacientes

Os curativos a vácuo são considerados na literatura como "curativos-ponte", ou seja, fazem uma "ponte" entre o trauma e a cobertura definitiva da ferida. Foram, portanto, aplicados após a primeira intervenção cirúrgica, quando são realizadas a redução cruenta das fraturas, o primeiro desbridamento e a limpeza da ferida.

Novos desbridamentos e a aplicação de novos curativos foram realizados pela equipe médica a cada 48 a 72 horas.

Os pacientes foram seguidos até a indicação do fechamento definitivo da ferida. Isso ocorreu, em média, entre 7 a 14 dias após o trauma.

4.4 Pacientes excluídos por falha de Intervenção

Estes pacientes foram excluídos antes do processo de randomização, pois, desta forma, eles foram considerados como falha ao tratamento e não entraram no cálculo da análise do estudo. Foram consideradas falhas na intervenção as seguintes situações:

1. Um curativo no qual não foi possível manter o vácuo devido a vazamento de ar. Foi considerada uma falha de intervenção se, após 2 tentativas, no período de 24 horas, a vedação não pôde ser mantida;
2. Se um paciente desenvolver sangramento, sepse ou infecção progressiva em que o curativo poderia agravar o seu estado clínico;
3. Óbito do paciente durante o tratamento e antes que ele pudesse atingir o estado de *pronto para cirurgia.*

4.5 Cálculo do tamanho amostral

Uma análise por intenção de tratamento e por intenção por tratamento foi realizada para todos os desfechos primários e secundários.

O cálculo dessa amostra foi direcionado para permitir a comparação do número de pacientes que se tornaram prontos para a cirurgia ou apresentaram cicatrização por segunda intenção entre os grupos. Uma vez que havia a hipótese de que o curativo USP e o VAC têm efeitos semelhantes sobre estes dois fenômenos, foi adotada uma análise de Não Inferioridade do grupo USP com uma margem de 5%. Ou seja, considerados equivalentes os resultados que mostraram um aumento no número de eventos, prontos para cirurgia, ou apresentaram cicatrização por segunda intenção, da ferida de até 5% quando comparamos o curativo USP com o VAC®. O objetivo foi adotar um poder estatístico de 80% e um nível de significância (alfa) de 0,05. O número estimado de casos necessários para o estudo foi de 36 tratamentos em cada grupo.

4.5.1 Randomização

A distribuição dos pacientes entre os grupos foi por sorteio no momento da indicação da terapia por pressão negativa após a assinatura do termo de consentimento livre e esclarecido.

Foram confeccionados 80 envelopes lacrados com a sequência randomizada gerada pelo site http://www.randomization.com. E estes foram distribuídos em 4 blocos de 20 pacientes para garantir o equilíbrio dos grupos ao longo do estudo. A abertura dos envelopes foi realizada por uma pessoa que não conhecia a natureza dos casos.

4.5.2 Cegamento dos avaliadores

O cegamento dos pacientes e dos profissionais de saúde envolvidos no tratamento não foi possível nesse estudo uma vez que os métodos são obviamente diferentes.

Entretanto, foi possível cegar o avaliador que fez as medições da contração da ferida e da formação de tecido de granulação. Portanto, as imagens digitais foram enviadas a dois profissionais da área da Saúde que fizeram a análise das imagens no *software* Image J sem saber em qual dos dois grupos de estudo os pacientes foram alocados.

4.6 Análise estatística

Inicialmente, todos os dados, desde as características da amostra até os desfechos secundários, foram analisados de forma descritiva, os dados categóricos em forma de porcentagem e valores absolutos dos dados discretos acompanhados dos seus respectivos IC95%, e, para os dados contínuos, foram utilizados a média e seu respectivo desvio padrão. Para estatística inferencial na comparação entre os grupos, os dados categóricos, como o sexo, causa e a região da lesão, foram utilizados o teste qui-quadrado de Pearson. Para os dados contínuos, como o número de dias de internação, número de curativos, área da lesão e a granulação, foi utilizado o teste de Mann-Whitney e o teste t de *student em algumas* ocasiões em que a distribuição se apresentou normal. Foi aceita como diferença estatisticamente significante quando a probabilidade do erro do tipo I foi menor ou igual a 5%. Foi utilizado o *software* SPSS 23 for MAC para análise dos dados.

4.7 Análise do risco

A terapia por pressão negativa é uma terapia segura e bem aceita na prática clínica. O principal risco conhecido do tratamento é o sangramento pelo leito da lesão.

Em relação ao método tradicional de aplicação da TPN, o método USP tem como risco adicional a incapacidade da válvula reguladora de gerar pressão caso a pressão da rede de vácuo caia abaixo da pressão que se deseja aplicar, com possível prejuízo da eficácia do tratamento. Além disso, o sistema V.A.C® conta com um alarme na bomba geradora de pressão que alerta quando há perda de pressão no sistema, que sugere perda do isolamento do curativo. No entanto, as duas situações são controláveis por meio do treinamento adequado das equipes de enfermagem responsáveis pelo atendimento do paciente. Se houvesse perda de pressão no sistema, que é o fator comum das duas situações expostas, o curativo de gaze muda seu aspecto compactado quando submetido à pressão adequada para um aspecto mais solto e maleável. Além disso, o medidor de pressão embutido na válvula mostra uma pressão abaixo da esperada que não pode ser corrigida com a recalibragem dessa. Avaliação clínica por profissional adequadamente treinado foi suficiente para identificar tais situações.

4.8 Desfecho primário

Foi considerado como o desfecho primário (evento) o tempo em que os pacientes necessitaram para "cura da ferida". Esse tempo foi medido em DIAS.

Esse tempo foi calculado a partir do primeiro desbridamento cirúrgico até o momento em que os pacientes alcançaram o estado "prontos para a cirurgia" (*ready for the surgery therapy*) ou a cicatrização por segunda intenção da ferida.

Os pacientes foram considerados prontos para a cirurgia quando o leito da ferida apresentava um tecido de granulação saudável, sem necrose, sem secreção purulenta [22, 25, 32] e estava apta para o fechamento por enxerto, retalho ou sutura primária.

O tempo de preparo do leito da ferida para cirurgia foi considerado entre a aplicação do primeiro curativo a vácuo e o fechamento definitivo da ferida (cicatrização por segunda intenção, realização de enxerto ou retalho).

4.9 Desfechos secundários

Foram analisadas as mudanças no tamanho do ferida, a formação de tecido de granulação e os custos diretos associados aos curativos, sendo estes definidos como citados a seguir:

a)   Contração da ferida: a cada troca de curativo, foi feito o registro fotográfico com câmera digital e régua para mensuração. Com o uso de programa de análise de imagens **ImageJ**, desenvolvido pelo NIH – *National Institute of Health*, EUA, foi determinada a área total da lesão a cada troca;

b) Formação de tecido de granulação: nas imagens obtidas, foi determinada a porcentagem da ferida recoberta por um tecido de granulação adequado, determinado pela intensidade da cor vermelha com o uso de programa de análise de imagens **ImageJ**;

c) Custos associados aos curativos: foram computados custos diretos associados aos curativos. Ou seja, foi registrada a quantidade de material utilizada em cada troca do curativo. Os preços foram cotados em 21 de outubro de 2016 e foram obtidos a partir do Sistema de Controle de Estoque SOULMV do Hospital das Clínicas de São Paulo.

5 RESULTADOS

5 RESULTADOS

Foram incluídos no protocolo 51 tratamentos com curativo a vácuo no período de 25/09/2013 a 09/08/2016.

Os dados demográficos e as características clínicas de cada grupo estão listadas na Tabela 1. As causas de trauma foram divididas em: automobilísticas (queda de moto, colisão de automóvel e atropelamento) e outras (queda da própria altura, ferimento por arma de fogo e acidente de trabalho).

Tabela 1 - Dados demográficos e características clínicas

Dados Demográficos e Características Clínicas			
Variável	**USP n=19**	**VAC n=32**	**P**
Média de Idade (anos);	34,7±15,1	33,4±16,1	0,603
Gênero masculino (%,n)	84% (16)	90% (29)	0,659
Causa do Trauma (automobilística)	94%	84%	0,392
Região Anatômica (membros inferiores)	93,8%	94,7%	0,885
Área Inicial (cm^2)	80±55	105,7±106,3	0,711

5.1 Dados demográficos

Gênero

Dentre os pacientes, 88% pertencem ao sexo masculino e 12% pacientes, ao sexo feminino.

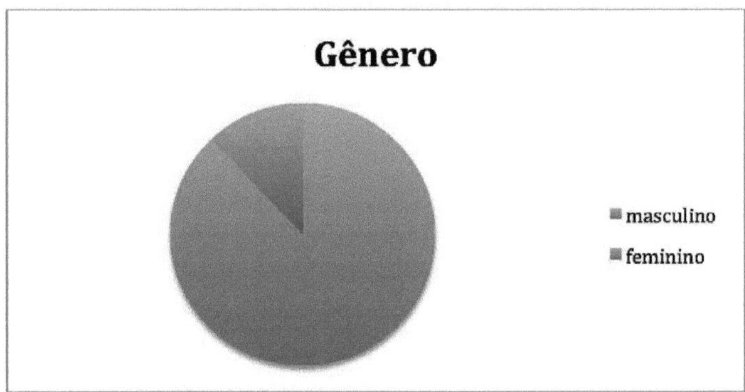

Mecanismos de Trauma:

As principais causas de trauma observadas foram divididas em: automobilísticas (queda de moto, colisão de automóvel e atropelamento) e outras (acidente de trabalho, queda da própria altura, e ferimento por arma de fogo). No total, 94% das causas no grupo USP e 84% das causas no grupo VAC foram de causa automobilística. A diferença observada entre os grupos não é estatisticamente significativa (p=0,392).

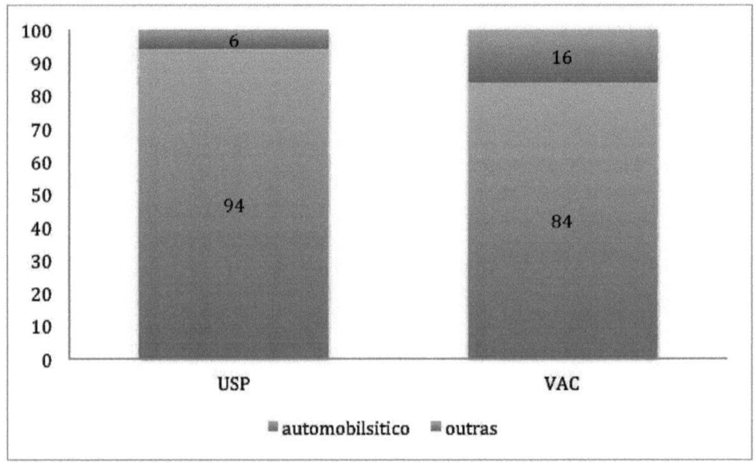

Idade:

O maior grupo de pacientes vítimas de trauma nesse estudo está na faixa etária de 18 a 45 anos (54%). A principal causa de trauma dentro desse grupo é a queda de moto (7 casos) e o Atropelamento em segundo lugar (3 casos).

Quando comparado com o grupo com idade entre 46 e 60 anos, observamos apenas 1 caso de queda de moto, embora o atropelamento seja a maior causa dentro desse grupo (2 casos).

O atropelamento é também a maior causa de traumas entre os menores de 18 anos e os maiores de 60 anos.

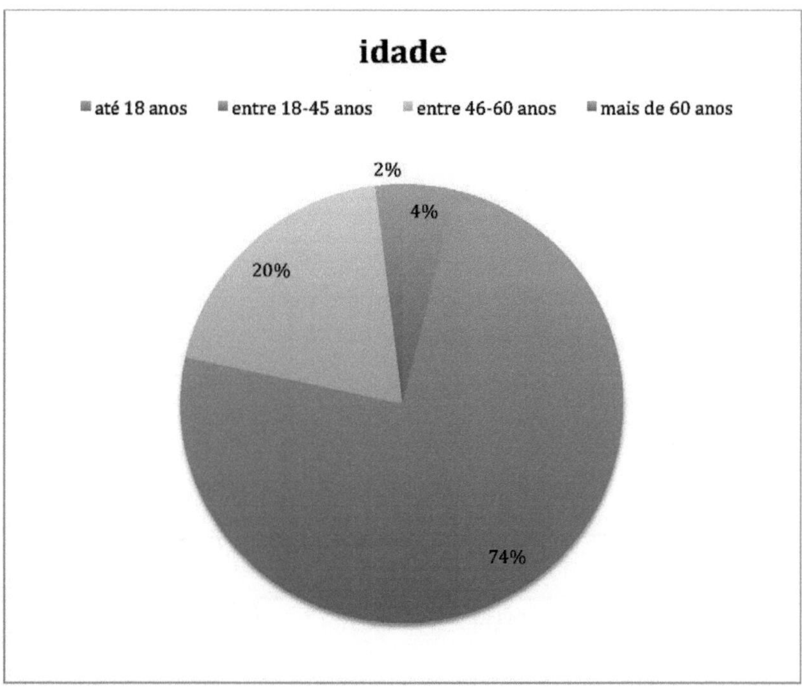

5.2 Desfechos primário e secundário

O fluxo de pacientes está descrito na Figura 2.

No Grupo USP, 18 pacientes foram randomizados para a intervenção e, no Grupo VAC, 32 pacientes foram randomizados.

No Grupo USP, 17 pacientes foram perdidos por: falta de suprimentos (5 casos), perda de seguimento por transferência de paciente (8 casos), morte (2 casos) e impossibilidade de manter o vácuo (2 casos).

No Grupo VAC, 3 casos foram perdidos por perda de seguimento por transferência de paciente e 1 caso por impossibilidade de manter o vácuo.

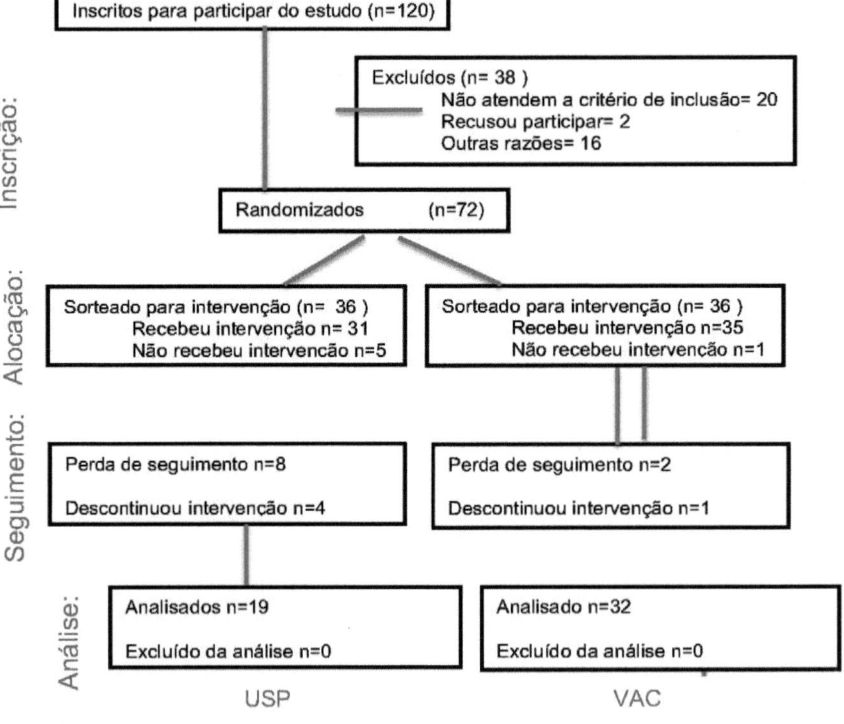

Desfecho primário

Figura 1 - Fluxograma CONSORT.
Dezoito pacientes foram randomizados para o grupo de intervenção USP e 32 pacientes foram randomizados para o grupo VAC.

O grupo USP consistiu de 15 pacientes com 1 ferida e 2 pacientes com 2 feridas. O grupo VAC foi formado por 30 pacientes com 1 ferida e 1 paciente com 2 feridas.

Tabela 2 - Tempo necessário para se atingir o estado "pronto para cirurgia" medido em dias:

Variável	USP n=19	VAC n=32	P
Tempo (dias)	9,6 ±4,5	12,8±8,6	0,379

O *Boxplot* dos dados do "Pronto para Cirurgia" medido em dias mostra os seguintes dados:

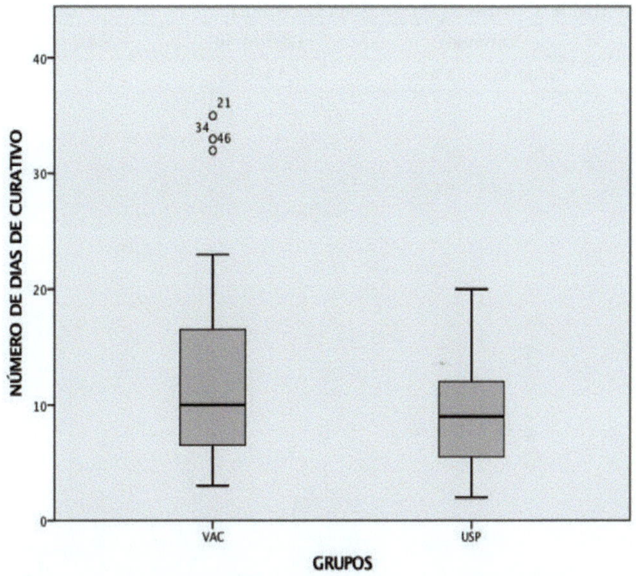

O segundo e terceiro quartil (ou seja, 50% dos pacientes) do **Grupo USP** ficaram "prontos para cirurgia" entre 5 e 12 dias, sendo a mediana 10 dias.

O segundo e terceiro quartil do **Grupo VAC** variou de 7 a 18 dias, sendo a mediana de 13 dias.

Essa diferença não foi estatisticamente significativa (p=0,379).

5.3   Desfecho secundário

5.3.1 Alteração da área da ferida

Ambos os grupos apresentaram um aumento da área da ferida. O grupo USP apresentou um aumento médio de 13% (dp 0,80) na área da ferida, enquanto o grupo VAC apresentou um aumento médio de 12% (dp 0,80) na área da ferida. Esses números não apresentaram diferença estatisticamente significativa (p=0,934).

Tabela 3 – Alteração da área da ferida:

Variável	USP n=18	VAC n=32	P
Diminuição da área	1,13±0,80	1,12(± 0,80)	0,934

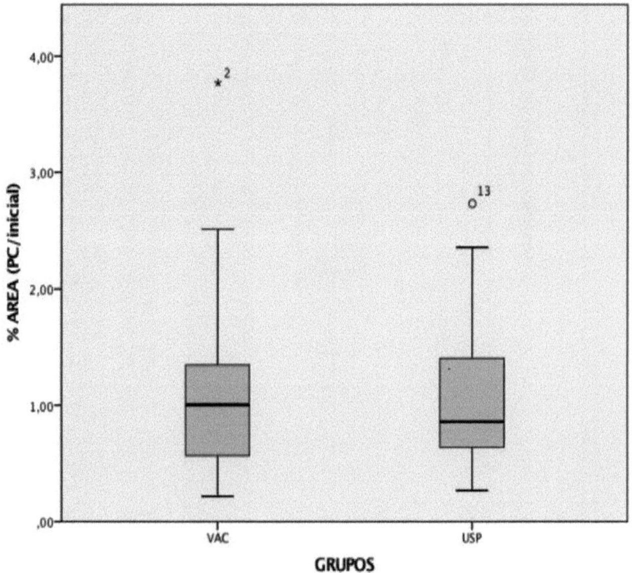

5.3.2 Formação de tecido de granulação

Nos pacientes tratados no grupo VAC, houve um aumento médio da área de granulação de 44,18% com um desvio padrão de 30,06. Enquanto no grupo USP, houve um aumento médio na granulação de 53,01% com um desvio de 31,82. Não houve diferença estatisticamente significante entre os dados (p=0,408).

Ao se dividir esses valores pelos dias de tratamento, pudemos calcular o aumento de granulação por dia, que reflete o efeito do tratamento sobre a granulação. O tratamento no grupo USP provoca um aumento médio de granulação de 5,79% por dia de tratamento com desvio padrão de 2,93. O tratamento no grupo VAC permite um aumento de 5,06% por dia com desvio padrão de 5,15.

Tabela 4 - Aumento de tecido de granulação

Variável	USP n=18	VAC n=32	P
Aumento de granulação	53,01%(±31,82)	44,18% (±30,06)	0,408
Aumento de granulação/dia (%)	5,79% (± 2,93)	5,06% (±5,15)	0,408

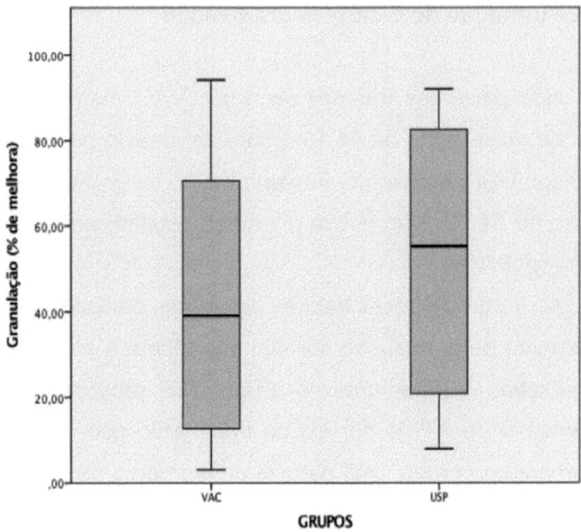

Figura 2 - Aumento do tecido de granulação (%).

5.3.3 Custo direto com o curativo

a. **Custo de cada troca do curativo:**

O custo médio dos insumos com a terapia VAC para cada troca de curativo foi R$1.622,00. O custo médio dos insumos para terapia USP foi de R$26,00.

b. **Custo médio do tratamento:**

Foi calculado a partir do custo da troca do curativo multiplicado pelo número médio de trocas de curativo realizadas em cada um dos grupos. O custo médio do tratamento, no grupo USP, foi de R$47,89 e, no grupo VAC, foi de R$2.757,40

Tabela 5 - Custo por troca de curativo (R$)

Variável	USP n=18	VAC n=32
Custo médio por troca de curativo	R$ 26,00	R$ 1.622,00
Custo médio por tratamento	R$ 47,89	R$ 2.757,40

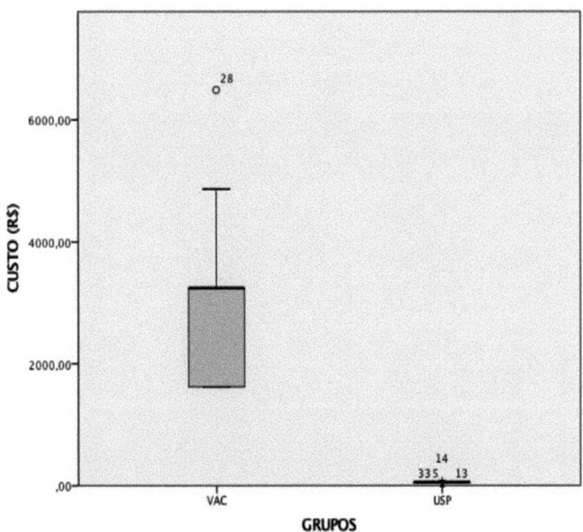

Figura 3 - Custo médio do tratamento.

6 Discussão

6   DISCUSSÃO

O uso da terapia por pressão negativa para o tratamento de feridas não é novo. Existem estudos conduzidos por Mirazimov desde 1966[13]. O ortopedista alemão Fleichmann, em 1993, também realizou estudos com TPN para o tratamento de fraturas expostas[36]. Entretanto, foi somente em 1997 que Argenta e Morikwas[14] transformaram esse conceito de tratamento em um produto comercial. A terapia VAC® foi aprovada pelo FDA em 1997 e vem sendo comercializado internacionalmente pela empresa KCI desde então.

Existem muitas inovações no campo da TPN[37]. Surgiram dispositivos miniaturizados[38,39], aparelhos cujas fontes de vácuo são totalmente mecânicas[40,41], dispositivos que alternam a instilação de uma solução antisséptica com a aplicação da pressão negativa[42] e a ampliação das indicações de uso clínico do tratamento, por exemplo, como tratamento paliativo para neoplasias avançadas[43].

Novos dispositivos comerciais foram lançados no mercado brasileiro nos últimos anos, tais como o RENASYS® (Smith&Nephew, Londres, Reino Unido), SIMEX (Curatec - Urgo medical, Reino Unido) e o VicanoTec (Hartmann, Amtsgerich Ulm, Alemanha). Entretanto, isso não provocou uma queda no preço do tratamento nem no Brasil, nem em outros países[37]. Consequentemente, o custo limita o acesso à TPN para maior parte dos pacientes portadores de feridas complexas.

Para tentar democratizar este método, diferentes grupos de pesquisa estudam a segurança e a viabilidade de aplicar a terapia a vácuo utilizando o vácuo do leito hospitalar como fonte de sucção para o tratamento.

6.1 Caracterização do método utilizado

Em Toulouse na França, Chaput *et al.* publicaram, em 2015, casuística com 23 pacientes portadores de feridas complexas com diferentes origens (trauma, queimadura, úlcera por pressão e feridas em pacientes diabéticos)[37]. Tais autores desenvolveram juntamente com uma empresa de biotecnologia (Z-Biotech, Saint-Avertin, França) um kit de curativo composto por espuma e filme adesivo estéril (PROVACUUM®) que pode ser conectado em frascos de aspiração e esse no vácuo da parede do hospital. Um critério para o desenvolvimento do kit é que este não ultrapassasse o custo de US$ 15,00 por dia de tratamento. O estudo mostrou uma cicatrização total em todos os pacientes em períodos que variaram entre três e dezesseis dias. Foram observados dois casos de sangramento que necessitaram revisão cirurgica. O método foi adotado como padrão no Hospital Universitário Rangueil.

No Centro Médico da Universidade de Chicago, Dorafshar *et al.* publicaram, em 2012, um estudo comparativo entre o curativo VAC® da KCI e o curativo por pressão negativa batizados por eles de GSUC[30]. O GSUC utiliza como cobertura da ferida gaze estéril recoberta por filme plástico adesivo estéril que é conectado a um frasco coletor de secreções, e este à fonte de vácuo da parede. O estudo mostrou que os 87 pacientes portadores de feridas complexas incluídos no estudo (45 no grupo GSUC e 42 no grupo VAC) apresentaram cicatrização das feridas. Segundo os autores, dentro da sua casuística (tratamento de feridas agudas decorrente de trauma, deiscência de sutura e cirurgia realizados em pacientes internados), o tipo de cobertura (gaze no grupo GSUC ou espuma no grupo VAC) e a fonte de vácuo (bomba eletrônica – VAC ou vácuo gerado pela fonte do hospital – GSUC) permitiram uma cicatrização equivalente. Estes dois métodos promoveram uma diminuição da área e do volume da ferida iguais do ponto de vista estatístico. Com base nestes dados, o GSUC passou a ser o método padrão de TPN utilizado naquele hospital.

Fenn CH e Butler PEM do departamento de cirurgia plástica do Hospital St Georges de Londres publicaram, em 2001, uma casuística de pacientes que apresentavam feridas abdominais por deiscência de sutura no pós-operatório[44]. Eles foram tratados por meio de um método de TPN que utilizava como cobertura uma espuma de polivinil-álcool (Millpledge Healthcare, Reino Unido) selada com um filme plástico adesivo estéril conectado à fonte de vácuo hospitalar. Todos os pacientes apresentaram fechamento primário da lesão em até oito dias de tratamento.

Em Mangalore, na Índia, Tauro LF *et al.*, do Departamento de Cirurgia Geral do Fr. Muller Medical College Hospital, realizaram um estudo comparativo[45] entre o curativo tradicional com gaze e solução fisiológica *versus* a TPN no tratamento de lesões crônicas (úlceras por pressão, úlceras diabéticas, osteomielite crônica, úlceras por insuficiência venosa). O método adotado de TPN utilizava como cobertura uma placa de hidrocoloide recoberta por filme adesivo estéril conectada à fonte de vácuo hospitalar. Eles observaram que 89.29% dos pacientes do grupo de TPN conseguiram utilizar o método com sucesso e que, após 10 dias de tratamento, 71,43% dos pacientes conseguiram formação de tecido de granulação suficiente para enxertia de pele, *versus* 52,85% do grupo-controle de curativo com gaze e solução fisiológica. Além disso, o grupo de TPN apresentou uma integração de 79,29% dos enxertos de pele, *versus* 60,45% no grupo-controle. O tempo médio de internação no grupo TPN foi de 32,64 dias, enquanto no grupo-controle foi de 60,45 dias.

Revisando estes estudos, podemos observar que existe um consenso que a terapia por pressão negativa é um importante adjuvante no tratamento de feridas complexas, mas ainda é uma terapia bastante onerosa. Com o objetivo de democratizar o acesso a essa terapia, estes pesquisadores têm se concentrado na aplicação da pressão negativa na ferida a partir de curativos de custo baixo e utilizada a fonte de vácuo gerada à beira do leito pelo sistema do hospital.

Foram adotados no estudo do método USP como curativos para ferida materiais já disponíveis no cotidiano dos serviços públicos de saúde e como fonte de vácuo aquela gerada à beira do leito do paciente. Mas, diferentemente dos estudos citados, o protocolo foi prospectivo, randomizado e utilizou um único tipo de etiologia de ferida, a traumática, o que diminuiu viés na análise dos resultados. Além disso, ao invés de conectar o curativo diretamente no vácuo da rede hospitalar como descrito pelos outros protocolos, desenvolvemos uma válvula reguladora de pressão específica para aplicação da TPN (Curavac VX 200®, Ventrix Health Innovation, Brasil).

Este dispositivo permite a manutenção da pressão em níveis terapêuticos (-120mmHg) independentemente da oscilação da pressão da rede hospitalar. Ainda possuiu um sistema interno de molas que compensa a pressão caso haja uma queda dessa, e um exaustor que impede uma elevação da pressão caso o sistema hospital a aumente indevidamente.

No protocolo de TPN, a cobertura da ferida foi feita com gaze, pois é estéril, está disponível na totalidade dos hospitais, tem baixo custo e, diferentemente da espuma de poliuretano, possuiu regulamentação para uso em feridas pela Agência Nacional de Vigilância Sanitária (ANVISA). Existem diversos estudos[45,46,47] na literatura mostrando a equivalência entre a gaze e as espumas para aplicação da TPN. Embora o curativo padrão de TPN (VAC) utilize como cobertura uma espuma de poliuretano, a gaze permite uma transmissão adequada de pressão negativa[47], o crescimento de vasos sanguíneos do tecido de granulação e os enxertos de pele cujo leito foi preparado com gaze apresentam maior flexibilidade, quando comparados com aqueles preparados com espuma[45]. Além disso, a troca do curativo que utiliza gaze é menos dolorosa que a troca do curativo com espuma[46].

Uma das críticas para utilização da fonte de vácuo do hospital em TPN é o receio que essa seja contaminada pelas secreções oriundas da ferida. Para evitar este risco, foram padronizados frascos coletores de secreção com filtros para bactérias. Deste modo, os micro-organismos presentes no exsudato da ferida não têm como colonizar o sistema do hospital. Além disso, os frascos são descartáveis e de uso único, o que diminui sua manipulação e, consequentemente, o risco de contaminar algum professional da saúde que realize a troca do curativo.

Em relação aos desfechos escolhidos, foi adotado como desfecho primário o tempo que os pacientes necessitaram para o leito da ferida estar "pronto para cirurgia". Esse tempo reflete uma preocupação de todos profissionais da saúde: o tempo necessário entre o primeiro desbridamento cirúrgico e instalação do curativo a vácuo até o momento em que os pacientes alcançaram o estado "prontos para a cirurgia". Ele reflete o conceito de "curativo ponte". A TPN é considerada, hoje, um meio eficaz de preparo do leito, ou seja, uma ponte entre o desbridamento inicial da ferida e a cobertura definitiva da lesão por meio de uma sutura, enxerto de pele ou rotação de retalho[48]. O grupo USP apresentou um resultado de 3,2 dias a menos que o grupo VAC e, embora esse número não represente uma diferença estatisticamente significativa, o grupo USP apresentou uma variância menor que o grupo VAC, o que pode refletir um tratamento mais previsível.

O número de tratamentos analisados no grupo USP foi menor que no grupo VAC. Isso se deveu ao maior número de perdas nesse grupo. Apesar de não ter sido alcançado o número de tratamentos inicialmente previsto, os resultados obtidos mostram uma pequena diferença entre os grupos. Portanto, mesmo se fosse prorrogado tempo de coleta de dados, o resultado do objetivo primário não mudaria.

Em relação à diminuição de área e à promoção do tecido de granulação, os dois grupos se comportaram de maneira semelhante. Ambos curativos promoveram o aumento de tecido de granulação. Em relação à área da ferida, foi observado um aumento em ambos os grupos. Isso, provavelmente, se deve aos desbridamentos cirúrgicos seriados que são realizados entre as trocas dos curativos. O aumento da quantidade de tecido de granulação é um dos achados que reforçam a eficácia da TPN em acelerar o processo de cicatrização. Essa semelhança de efeitos biológicos foi descrita por outros autores que também compararam diferentes métodos de TPN[30,37].

Apesar do efeito biológico semelhante, a diferença de custo foi bastante expressiva. O custo médio do tratamento realizado pelo método USP foi de, aproximadamente, 2% do custo do tratamento pelo método VAC.

Um exemplo do impacto do custo da TPN é a avaliação da Curva ABC. A curva ABC de consumo é um relatório de custos gerado mensalmente pelo sistema SOULMV de controle de estoque do Instituto de Ortopedia de Trauma do HC de São Paulo. A análise do período de 01/05/2016 até 21/10/2016 do relatório permite observar que os dois itens de materiais de consumo com maior custo no Instituto estiveram relacionados com a aquisição de insumos para a terapia VAC (reservatório para coleta de exsudato e esponja hidrofóbica tamanhos grande).

Assim sendo, podemos afirmar que o método USP de terapia por pressão negativa pode democratizar o acesso a esse tratamento nos sistemas de saúde de países como o nosso, com recursos finitos que devem ser otimizados visando à qualidade de atendimento aos pacientes.

6.2 Considerações finais

O tratamento de feridas por pressão negativa é um método altamente eficaz. Os benefícios que ele promove em relação ao preparo do leito da ferida e promoção da cicatrização foram comprovados em diferentes estudos. Essa modalidade de terapia se encontra em plena evolução.

Uma modalidade de tratamento com tantos benefícios não deveria estar disponível apenas para um grupo restrito de pacientes capaz de pagar por uma terapia de alto custo.

7 Conclusão

7   CONCLUSÃO

O método USP de terapia por pressão negativa não foi inferior ao método VAC no tratamento de feridas complexas de origem traumática e apresentou um custo 98% inferior.

8 REFERÊNCIAS

8   REFERÊNCIAS

1.   Ferreira MC, Tuma P, Carvalho VF & Kamamoto F. Complex wounds. Clinics (São Paulo, Brazil). 2006;61(6):571-8. Retrieved from: http://www.ncbi.nlm.nih.gov/pubmed/17187095.

2.   Harding KG, Morris HL, Patel GK. Science, medicine and the future: healing chronic wounds. *BMJ.* 2002;324:160-3.

3.   Falanga V. Classifications for wound bed preparation and stimulation of chronic wounds. *Wound Repair Regen.* 2000;8(5):347-52.

4.   Panuncialman J, Falanga V. The science of wound bed preparation. *Surg Clin North Am.* 2009;89(3):611-26.

5.   Kalorama Information, 2003. Wound Care Markets, Volume I: Skin Ulcers.

6.   Drew P, Posnett J, Rusling L, on behalf of the Wound Care Audit Team. The cost of wound care for a local population in England. *Int Wound J.* 2007;4:149-55.

7.   IBGE. Available from: www.ibge.gov.br.

8.   Wild S, Roglic G, Green A. *et al.* Global prevalence of diabetes: estimates for the year 2000 and projections for 2030. *Diabetes Care.* 2004;27:1047-53.

9.   Freitas LRS, Garcia LP. Evolução da prevalência do diabetes e deste associado à hipertensão arterial no Brasil: análise da Pesquisa Nacional por Amostra de Domicílios, 1998, 2003 e 2008 Epidemiol. *Serv. Saúde*, Brasília. 2012 Jan-Mar;21(1):7-19.

10. Mock C, Lormand JD, Goosen J, Joshipura M, Peden M. *Guidelines for essential trauma care.* Geneva: World Health Organization; 2004.

11. Waiselfisz JJ. *Mapa da Violência 2013:* Acidentes de Trânsito e Motocicletas, 2013, CEBELA, Flacso.org.

12. Arruda LRP, Silva MAC, Malerba FG, Turíbio FM, Fernandes MC, Matsumoto MH. Open fractures: prospective and epidemiologic study. *Acta Ortop Bras.* [online]. 2009;17(6):326-30. Available from url: http://www.scielo.br/aob.

13. Mirazimov BM. "Svobodnaia kozhnaia plastika stopy s podgotovkoi ranevoi poverkhnosti vakumirovaniem (Free skin graft of the foot with vacuum preparation of the wound surface)." *Ortopediia Travmatologiia I Protezirovanie*. 1966;27(10):19.

14. Argenta LC, Morykwas MJ. Vacuum-assisted closure: a new method for wound control and treatment: clinical experience. *Ann Plast Surg*. 1997;38(6):563-76.

15. Winter GD. Formation of the scab and the rate of epithelization of superficial wounds in the skin of the young domestic pig. *Nature*. 1962;193:293-4.

16. Song DH, Wu LC, Lohman RF, Gottlieb LJ, Franczyk M. Vacuum assisted closure for the treatment of sternal wounds: the bridge between débridement and definitive closure. *Plast Reconstr Surg*. 2003;111(1):92-7.

17. Morykwas MJ, Argenta LC, Shelton-Brown EI, McGuirt W. Vacuum-assisted closure: a new method for wound control and treatment: animal studies and basic foundation. *Ann Plast Surg*. 1997;38(6):553-62.

18. Saxena V, Hwang CW, Huang S, Eichbaum Q, Ingber D, Orgill DP. Vacuum-assisted closure: microdeformations of wounds and cell proliferation. *Plast Reconstr Surg*. 2004;114(5):1086-96.

19. Ford CN, Reinhard ER, Yeh D, Syrek D, De Las Morenas A, Bergman SB, Williams S, Hamori CA. Interim analysis of a prospective, randomized trial of vacuum-assisted closure versus the healthpoint system in the management of pressure ulcers. *Ann Plast Surg*. 2002;49(1):55-61.

20. Leininger BE, Rasmussen TE, Smith DL, Jenkins DH, Coppola C. Experience with wound VAC and delayed primary closure of contaminated soft tissue injuries in Iraq. *J Trauma*. 2006;61(5):1207-11.

21. DeFranzo AJ, Argenta LC, Marks MW, Molnar JA, David LR, Webb LX, Ward WG, Teasdall RG. The use of vacuum-assisted closure therapy for the treatment of lower-extremity wounds with exposed bone. *Plast Reconstr Surg*. 2001;108(5):1184-91.

22. Braakenburg A, Obdeijn M, Feitz R et al. The clinical efficacy an cost effectiveness of the vacuum-assisted closure technique in the management of acute and chronic wounds: a randomized controlled trial. *Plast Recons Surg*. 2006;118(2):390-7.

23. Williams D, Thompson B, Mirkin D. Economic Assessment of KCI USA's V.A.C. *Therapy Device.* Seattle, Washington: Milliman USA Consultants and Actuaris; 2001.

24. Philbeck TE Jr, Whittington KT, Millsap MH, Briones RB, Wight DG, Schroeder WJ. The clinical and cost effectiveness of externally applied negative pressure wound therapy in the treatment of wounds in home healthcare Medicare patients. *Ostomy Wound Manage.* 1999;45(11):41-50.

25. Weinberg Group. *Technology assessment of the V.A.C.-therapy for in-home treatment of chronic wounds.* Washington: The Weinberg Group Inc; 1999.

26. Nord D. Health economical aspects of V.A.C.-therapy. *Eur Surg.* 2003;35(191):27-32.

27. Trueman P. Gesundheitsökonomie und lokale Unterdrucktherapie. In: European Wound Management Association (EWMA). Positions dokument: Lokale Unterdrucktherapie im Wundmanagement. London: EWMA; 2007. p. 5-9. Available from: http://ewma.org/fileadmin/user_upload/ EWMA/pdf/Position_Documents/2007/posdoc_German_ 07final.pdf 12.

28. Kolios L, Kolios G, Beyersdorff M. Cost analysis of Topical Negative Pressure Therapy for traumatic acquired wounds. *German medical Science.* 2010;8:doc13.

29. Kamamoto F, Lima Jr JE, Batista BN, Zilli B, Ferreira MC. Experiência do hospital universitário da USP com o curativo de pressão negativa tópica para o tratamento de feridas complexas. *Rev Bras Cir Plast.* 2010;25(supl. 1):74.

30. Dorafshar A, Franczyk M, Gottlieb L *et al.* A prospective randomized trial comparing subatmospheric wound therapy with a sealed gauze dressing and the standard vacuum-assisted closure device. *Annals of plastic surgery.* 2012;69(1):79-84.

31. Stannard JP, Volgas DA, Stewart R, McGwin G Jr, Alonso JE. Negative pressure wound therapy after severe open fractures: a prospective randomized study. *J Orthop Trauma.* 2009 Sep;23(8):552-7.

32. Mouës CM, van den Bemd GJ, Meerding WJ, Hovius SE. An economic evaluation of the use of TNP on full-thickness wounds. *J Wound Care.* 2005 May;14(5):224-7.

33. Dunn R, Hurd T, Chadwick P, Cote J, Cockwill J, Mole T, Smith J. Factors associated with positive outcomes in 131 patients treated with

gauze-based negative pressure wound therapy. *Int J Surg.* 2010 Dec 25. [Epub ahead of print].

34. Mouës CM, Heule F, Hovius SER. A review of topical negative pressure therapy in wound healing: sufficient evidence? *The American Journal of Surgery.* 2001 April;201(4).

35. Xie X, McGregor M, Dendukuri N. The clinical effectiveness of negative pressure wound therapy: a systematic review. *Journal of wound care.* 2010 Nov;19(11).

36. Fleischmann W, Strecker W, Bombelli M, Kinzl L. Vacuum sealing as treatment of soft tissue damage in open fractures. *Der Unfallchirurg.* 1993;96(9):488-92.

37. Chaput B, Garrido I, Eburdery H. Low-cost Negative –pressure wound therapy using wall vacum: a 15 dollars by day alternative. *Plast Reconstr Surg Glob Open.* 2015;1-5.

38. Sposato G, Molea G, Di Caprio G, et al. Ambulant vacuum-assisted closure of skin-graft dressing in the lower limbs using a portable mini-VAC device. *Br J Plast Surg.* 2001;54:235-7.

39. Payne C, Edwards D. Application of the single use negative pressure wound therapy device (PICO) on a heterogeneous group of surgical and traumatic wounds. *Eplasty.* 2014;14:e20.

40. Fong KD, Hu D, Eichstadt S, et al. The SNaP system: bio- mechanical and animal model testing of a novel ultra- portable negative-pressure wound therapy system. *Plast Reconstr Surg.* 2010;125:1362-71.

41. Isaac AL, Rose J, Armstrong DG. Mechanically powered negative pressure wound therapy as a bolster for skin grafting. *Plast Reconstr Surg Glob Open.* 2014;2:e103.

42. Rycerz AM, Allen D, Lessing MC. Science supporting negative pressure wound therapy with instillation. *Int Wound J.* 2013 Dec;10(Suppl 1):20-4. doi: 10.1111/iwj.12171.

43. Riot S, de Bonnecaze G, Garrido I, et al. Is the use of negative pressure wound therapy for a malignant wound legitimate in a palliative context? "The concept of NPWT ad vitam": a case series. *Palliat Med.* 2015;29:470-3.

44. Fenn CH, Butler PEM. Abdominoplasty wound-healing complications: assisted closure using foam suction dressing. *British Journal of Plastic Surgery.* 2001;54:348-51.

45. Fraccalvieri M, Zingarelli E. Negative pressure wound therapy using gauze and foam: histological, immunohistochemical and ultrasonography morphological analysis of the granulation tissue and scar tissue. Preliminary report of a clinical study. *Int Wound J.* 2011 Aug;8(4):355-64.

46. Fraccalvieri M, Ruka E. Patient's pain feedback using negative pressure wound therapy with foam and gauze. *Int Wound J.* 2011 Out;8(5):492-9.

47. Mansoor J, Ellahi I. Clinical evaluation of improvised gauze-based negative pressure wound therapy in military wounds. *Int Wound J.* 2015 Out;12(5):559-63.

48. Kin YH, Hwang KT. What is the ideal interval between dressing changes during negative pressure wound therapy for open traumatic fractures? *J Wound Care.* 2015 Nov;24(11):536,538-40.

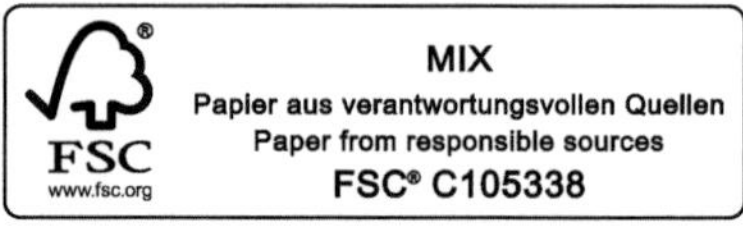

Printed by Books on Demand GmbH, Norderstedt / Germany